卵巣腫瘍・卵管癌・腹膜癌取扱い規約
臨床編

The General Rules for Clinical and Pathological Management of Ovarian Tumor,
Fallopian Tube Cancer, and Primary Peritoneal Cancer
Clinical edition

第1版
［補訂版］
2023年9月

日本産科婦人科学会・日本病理学会 ● 編

September 2023 (The 1st Edition, Revised Version)
Japan Society of Obstetrics and Gynecology
The Japanese Society of Pathology

JN021372

金原出版株式会社

卵巣腫瘍・卵管癌・腹膜癌取扱い規約

臨床編　第 1 版補訂版　序

　本規約は，2022 年 12 月に刊行された日本産科婦人科学会・日本病理学会による『卵巣腫瘍・卵管癌・腹膜癌取扱い規約 病理編 第 2 版』に準拠したものである。同版は 2020 年 9 月に刊行された世界保健機関（World Health Organization；WHO）による女性生殖器腫瘍分類第 5 版（WHO 分類 第 5 版）に準拠しており，卵巣・卵管・腹膜に存在する高異型度漿液性癌の原発巣を決定するための新たな診断基準が正式に採用・記載されたことが特筆すべき改訂点であり，本書においてもこれを採用した。今後は我が国においても，これまで卵巣癌とされてきた高異型度漿液性癌の多くが卵管原発と診断されるものと考えられる。進行期分類（日産婦 2014，FIGO 2014）そのものの変更はないが，漿液性卵管上皮内癌（serous tubal intraepithelial carcinoma；STIC）を卵管癌ⅠA 期と分類するといった変更も加わり，『卵巣腫瘍・卵管癌・腹膜癌取扱い規約 臨床編 第 1 版』との離齬を解決するため，補訂版を刊行することに至った。

　本規約の体裁は規約第 1 版を概ね踏襲したが，冒頭に臨床編 第 1 版および WHO 分類 第 4 版からの主な改訂点をまとめた。用語は，可能な限り日本産科婦人科学会 編『産科婦人科用語集・用語解説集』をはじめ各専門領域の用語を採用して統一を図り，WHO 分類 第 5 版で新たに採用された用語については編集委員会での議論を踏まえて記述した。

2023 年 8 月
　　日本産科婦人科学会婦人科腫瘍委員会（令和 3～4 年度）　　　委員長　永瀬　　智
　　婦人科癌の取扱い規約改訂に関する小委員会（令和 3～4 年度）　委員長　馬場　　長

卵巣腫瘍・卵管癌・腹膜癌取扱い規約（臨床編）

第1版補訂版委員会

日本産科婦人科学会婦人科腫瘍委員会（令和3〜4年度）

委員長	永瀬　智
副委員長	川名　敬
委　員	小林裕明　小林陽一　添田　周　田畑　務　寺井義人
	西　洋孝　馬場　長　横山良仁　吉野　潔　渡部　洋
幹　事	徳永英樹

婦人科癌の取扱い規約改訂に関する小委員会（令和3〜4年度）

委員長	馬場　長
委　員	小林陽一　田畑　務　吉野　潔　渡部　洋

卵巣腫瘍・卵管癌・腹膜癌取扱い規約 臨床編 第1版補訂版 改訂委員会

委員長	馬場　長
病理系委員	清川貴子
実務委員	渋谷祐介　徳永英樹　山上　亘　吉浜智子

（50音順）

目　　次

補訂の要点と留意事項 ……………………………………………………………………… 1

SECTION Ⅰ　臨床的取扱い ……………………………………………………………… 3
　1. 進行期分類 …………………………………………………………………………… 4
　　a. 進行期分類（日産婦 2014, FIGO 2014）………………………………………… 4
　　b. TNM 分類（UICC 第 8 版）……………………………………………………… 6
　　c. pTNM 分類 ………………………………………………………………………… 8
　　d. FIGO 分類（2014）と TNM 分類（UICC 第 8 版）の対応 …………………… 8
　2. リンパ節の部位と名称 ……………………………………………………………… 9
　3. 診断 …………………………………………………………………………………… 12
　　a. リスク因子・症状 ………………………………………………………………… 12
　　b. 内診・理学的所見等 ……………………………………………………………… 13
　　c. 血液生化学的検査（腫瘍マーカーなど）……………………………………… 13
　　d. 画像診断 …………………………………………………………………………… 13
　　e. 腹腔鏡 ……………………………………………………………………………… 15
　　f. 病理診断 …………………………………………………………………………… 16
　4. 術中・術後検体の処理 ……………………………………………………………… 19
　　a. 腹水（腹腔洗浄液）の採取 ……………………………………………………… 19
　　b. 診断補助的細胞診 ………………………………………………………………… 19
　　c. 術中迅速組織診の検体提出法 …………………………………………………… 19
　　d. 術後摘出検体の取扱い …………………………………………………………… 20
　5. 治療 …………………………………………………………………………………… 21
　　a. 上皮性腫瘍 ………………………………………………………………………… 21
　　b. 胚細胞腫瘍 ………………………………………………………………………… 24
　　c. 性索間質性腫瘍 …………………………………………………………………… 25

SECTION Ⅱ　日本産科婦人科学会婦人科腫瘍委員会への登録の実際 ……………… 27
　1. 登録の意義と登録項目の骨子 ……………………………………………………… 28
　2. 登録・報告の原則 …………………………………………………………………… 29
　3. 治療成績の算出法 …………………………………………………………………… 30
　4. 登録実施要項 ………………………………………………………………………… 31

付・これまでの既刊の序 ………………………………………………………… 33

索引 …………………………………………………………………………………… 40

補訂の要点と留意事項

　今回の臨床編 第1版の補訂の要点を以下にまとめた。

① 卵巣・卵管・腹膜に存在する高異型度漿液性癌の原発巣を決定するための新たな診断基準を採用した。高異型度漿液性癌以外は，従来どおり病変の主座が原発巣である。

高異型度漿液性癌の原発巣

　近年，卵巣や腹膜の高異型度漿液性癌の大多数は，腫瘍の主座（腫瘍が最も大きい臓器）にかかわらず卵管原発であることが指摘され，WHO分類 第5版（2020年）では高異型度漿液性癌の原発巣の決定基準が以下のように記載された。本規約においても，この基準を採用した。高異型度漿液性癌の原発巣は図1に従って決定する。この診断には，卵管の肉眼所見，SEE-FIM（sectioning and extensively examining the fimbriated end）法あるいはそれに準じた卵管と卵巣の適切な切り出し，場合によっては子宮内膜漿液性癌との鑑別が重要である。高異型度漿液性癌と子宮内膜漿液性癌は，組織像のみで鑑別することは困難で，その広がりや周囲の所見を加味して総合的に判断する。

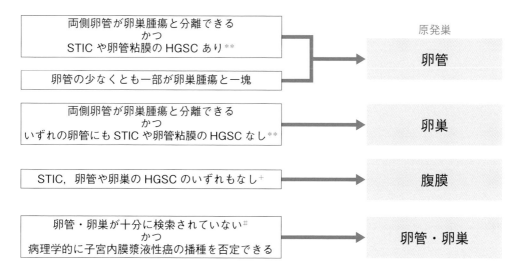

STIC：漿液性卵管上皮内癌　HGSC：高異型度漿液性癌
**SEE-FIM法ないしそれに準じた卵管の検索
+卵管（SEE-FIM法ないしそれに準じて）・卵巣の十分な検索が必要
#SEE-FIM法ないしそれに準じた卵管の検索がなされていない場合（生検検体，卵管切除後，卵巣切除後を含む），化学療法後で卵管を含めて腫瘍を確認できないあるいは卵管上皮の変性が著しい場合など

図1　高異型度漿液性癌の原発巣決定方法

② 漿液性卵管上皮内癌（serous tubal intraepithelial carcinoma；STIC）は腹腔内へ広がるリスクを有するため，卵管や卵巣，それ以外の臓器に高異型度漿液性癌を認めず，STICのみが認められる場合，卵管癌ⅠA期とする。

③ 従来「所属リンパ節」と邦訳されてきた regional lymph node は「領域リンパ節」として記載した。

④ 組織型に関する用語を WHO 分類の改訂に合わせ，一部変更した。

⑤ TNM 分類は FIGO 進行期分類（2014）に対応した第 8 版を掲載した。

臨床的取扱い

1 進行期分類

a. 進行期分類 (日産婦 2014, FIGO 2014)

Ⅰ期：卵巣あるいは卵管内限局発育
　Ⅰ A 期：腫瘍が一側の卵巣（被膜破綻がない）あるいは卵管に限局し，被膜表面への浸潤が認められないもの。腹水または洗浄液の細胞診にて悪性細胞の認められないもの
　Ⅰ B 期：腫瘍が両側の卵巣（被膜破綻がない）あるいは卵管に限局し，被膜表面への浸潤が認められないもの。腹水または洗浄液の細胞診にて悪性細胞の認められないもの
　Ⅰ C 期：腫瘍が一側または両側の卵巣あるいは卵管に限局するが，以下のいずれかが認められるもの
　　Ⅰ C1 期：手術操作による被膜破綻
　　Ⅰ C2 期：自然被膜破綻あるいは被膜表面への浸潤
　　Ⅰ C3 期：腹水または腹腔洗浄細胞診に悪性細胞が認められるもの

Ⅱ期：腫瘍が一側または両側の卵巣あるいは卵管に存在し，さらに骨盤内(小骨盤腔)への進展を認めるもの，あるいは原発性腹膜癌
　Ⅱ A 期：進展ならびに／あるいは転移が子宮ならびに／あるいは卵管ならびに／あるいは卵巣に及ぶもの
　Ⅱ B 期：他の骨盤部腹腔内臓器に進展するもの

Ⅲ期：腫瘍が一側または両側の卵巣あるいは卵管に存在し，あるいは原発性腹膜癌で，細胞学的あるいは組織学的に確認された骨盤外の腹膜播種ならびに／あるいは後腹膜リンパ節転移を認めるもの
　Ⅲ A1 期：後腹膜リンパ節転移陽性のみを認めるもの(細胞学的あるいは組織学的に確認)
　　Ⅲ A1(i)期：転移巣最大径 10 mm 以下
　　Ⅲ A1(ii)期：転移巣最大径 10 mm をこえる
　Ⅲ A2 期：後腹膜リンパ節転移の有無にかかわらず，骨盤外に顕微鏡的播種を認めるもの
　Ⅲ B 期：後腹膜リンパ節転移の有無にかかわらず，最大径 2 cm 以下の腹腔内播種を認めるもの
　Ⅲ C 期：後腹膜リンパ節転移の有無にかかわらず，最大径 2 cm をこえる腹腔内播種を認めるもの（実質転移を伴わない肝および脾の被膜への進展を含む）

Ⅳ期：腹膜播種を除く遠隔転移

ⅣA 期：胸水中に悪性細胞を認める

ⅣB 期：実質転移ならびに腹腔外臓器（鼠径リンパ節ならびに腹腔外リンパ節を含む）
に転移を認めるもの

[分類にあたっての注意事項]

(1) 進行期分類とともに組織型や組織学的異型度を記録する。

(2) 高異型度漿液性癌の原発巣に関しては図1（1頁）を参照し決定する。

(3) 漿液性卵管上皮内癌（STIC）は，腹腔内へ広がるリスクを有する。このため，卵管や卵巣，それ以外の臓器に高異型度漿液性癌を認めず，STIC のみが認められる場合，International Collaboration on Cancer Reporting（ICCR）では卵管癌ⅠA 期としており，本規約でもこれを採用する。

(4) 卵巣内に限局した状態であったⅠ期では，卵巣あるいは卵管内限局発育と定義され，ⅠC 期では，以下のように細分類された。

ⅠC1 期：手術操作による被膜破綻

ⅠC2 期：自然被膜破綻あるいは被膜表面への浸潤

ⅠC3 期：腹水または腹腔洗浄細胞診に悪性細胞が認められるもの

であり，卵巣被膜破綻は，腫瘍細胞の腹膜腔への露出をもって診断する。

(5) 原発性腹膜癌にはⅠ期が存在しない。

(6) 腫瘍が両側の卵巣あるいは卵管に限局して存在している場合であっても，一方の卵巣あるいは卵管が原発巣で，対側の卵巣あるいは卵管の病巣が播種巣あるいは転移巣と判断される場合には，ⅠB 期ではなくⅡA 期とする。

(7) 手術操作による被膜破綻はⅠC1 期に分類するが，組織学的に証明された腫瘍細胞の露出を伴う強固な癒着はⅡ期とする。

(8) S状結腸は骨盤部腹腔内臓器に分類される。

(9) 骨盤内（小骨盤腔）へ進展するⅡ期に原発性腹膜癌が含まれたため，Ⅱc 期（腫瘍発育がⅡaまたはⅡbで被膜表面への浸潤や被膜破綻が認められたり，腹水または洗浄液の細胞診にて悪性細胞の認められるもの）が削除された。

(10) Ⅲ期では，骨盤外の腹膜播種や後腹膜リンパ節転移について，細胞学的あるいは組織学的に確認する必要がある。

リンパ節腫大のみでは転移と判定しない。転移巣最大径による細分類が追加された。

ⅢA1(ⅰ)期：転移巣最大径10 mm 以下

ⅢA1(ⅱ)期：転移巣最大径10 mm をこえる

ⅢA2 期：後腹膜リンパ節転移の有無にかかわらず，骨盤外に顕微鏡的播種を認めるもの

リンパ節そのものの径ではなく病巣の径であることに注意する。

(11) 遠隔転移を有する例をⅣ期としたが，胸水中に悪性細胞を認めるのみの例をⅣA

期とする。

⑿ 腸管の貫壁性浸潤，臍転移，肝や脾への実質転移は肺転移や骨転移同様にⅣB
期とする。ただし，大網から肝や脾への腫瘍の進展はⅣB期とせず，ⅢC期とす
る。

⒀ 卵巣未熟奇形腫において，腹膜に成熟した腫瘍成分のみを認める場合も腹膜病
変を進行期に反映させる。卵巣外に広がる腫瘍は，卵巣とは別に組織学的異型
度（Grade）分類を行う（『卵巣腫瘍・卵管癌・腹膜癌取扱い規約 病理編 第2
版』47頁）。腹膜病変が成熟成分のみ（Grade 0）の場合，予後は良好である。

（例）卵巣未熟奇形腫 Grade 2で大網に 2 cm 以下の腹膜神経膠腫症（Grade 0）
を認める場合はⅢB期。

b. TNM 分類（UICC 第 8 版）

TNM 分類は次の 3 つの因子に基づいて病変の解剖学的進展度を記載する。

T：原発腫瘍の進展度

N：領域リンパ節の状態

M：遠隔転移の有無

各々の広がりについては数字で付記する。

従来「所属リンパ節」と邦訳されてきた regional lymph node が第 8 版より「領域リン
パ節」とされた。他領域でも「領域リンパ節」の語が用いられていることが多く，2019
年に出版された『領域横断的がん取扱い規約 第 1 版』（日本癌治療学会・日本病理学会
編）においても「領域リンパ節」の語を推奨している。このため，本規約においても「領
域リンパ節」とよぶ。

境界悪性腫瘍で腹膜病変を有する場合は，悪性腫瘍の播種と同様に，骨盤内であれば
T2，骨盤外であれば T3 とし，リンパ節に腫瘍を認める場合は N1 とする。進行期分類に
ついても上記に準じて分類を行う。

T：原発腫瘍

TX　原発腫瘍の評価が不可能

T0　原発腫瘍を認めない

T1　卵巣（一側もしくは両側）または卵管に限局する腫瘍

T1a　一側の卵巣または卵管に限局する腫瘍；被膜破綻なく，卵巣表面や卵管表
面に腫瘍なし；腹水または腹腔洗浄液の細胞診にて悪性細胞なし

T1b　両側の卵巣または卵管に限局する腫瘍；被膜破綻なく，卵巣表面や卵管表
面に腫瘍なし；腹水または腹腔洗浄液の細胞診にて悪性細胞なし

T1c　一側もしくは両側の卵巣または卵管に限局する腫瘍で，以下のいずれかを伴う：

T1c1　手術操作による被膜破綻

　　　　T1c2　術前の被膜破綻，または卵巣表面もしくは卵管表面の腫瘍

　　　　T1c3　腹水または腹腔洗浄液の細胞診にて悪性細胞が認められるもの

　T2　一側もしくは両側の卵巣もしくは卵管に浸潤する腫瘍で，骨盤内（骨盤縁より下）への進展を伴う，または原発性腹膜癌

　　　T2a　子宮および／または卵管および／または卵巣に，進展および／または播種する腫瘍

　　　T2b　腸を含む他の骨盤内組織への進展

　T3および／またはN1　一側もしくは両側の卵巣もしくは卵管に浸潤する腫瘍または原発性腹膜癌で，骨盤外の腹膜への広がりおよび／または後腹膜リンパ節への転移が細胞学的もしくは組織学的に確認されたもの

　　　T3a（Nに関係なく）　骨盤外（骨盤縁より上）の顕微鏡的腹膜転移。後腹膜リンパ節転移の有無に関係なく，腸への浸潤を含む

　　　T3b（Nに関係なく）　骨盤縁をこえる肉眼的腹膜転移で，最大径が 2.0 cm 以下。後腹膜リンパ節転移の有無に関係なく，骨盤外の腸への浸潤を含む

　　　T3c（Nに関係なく）　骨盤縁をこえる腹膜転移で，最大径が 2.0 cm をこえる。後腹膜リンパ節転移の有無には関係しない（肝と脾臓の被膜への腫瘍の進展を含むが，どちらの臓器も実質進展なし）

N：領域リンパ節

　領域リンパ節とは，骨盤リンパ節（閉鎖リンパ節，外腸骨リンパ節，鼠径上リンパ節，内腸骨リンパ節，総腸骨リンパ節，仙骨リンパ節，基靱帯リンパ節）および傍大動脈リンパ節である。なお，大網のリンパ節などの腹腔内リンパ節も含まれる。

　NX　領域リンパ節の評価が不可能

　N0　領域リンパ節転移なし

　N1　領域リンパ節転移あり

　　　N1　後腹膜リンパ節転移のみ

　　　N1a　最大径が 10 mm 以下のリンパ節転移

　　　N1b　最大径が 10 mm をこえるリンパ節転移

M：遠隔転移

　M0　遠隔転移なし

　M1　遠隔転移あり（腹膜転移を除く）

　　　M1a　細胞診陽性の胸水

　　　M1b　実質転移および腹腔外臓器（鼠径リンパ節，腹腔外リンパ節を含む）への転移

c. pTNM 分類

　手術所見や摘出材料の病理組織学的検索により TNM 分類を補足修正したもので，pT，pN，pM として表す。その内容については TNM 分類に準じる。卵巣腫瘍の進行期決定においては開腹所見がその基本となることから，pTNM 分類が登録に用いられる。

　手術前に他の治療法が行われている例では y 記号を付けて区別する。

　再発腫瘍では r 記号を付けて区別する。

d. FIGO 分類(2014)と TNM 分類（UICC 第 8 版）の対応

FIGO 分類	TNM 分類		
Ⅰ期	T1	N0	M0
Ⅰ A 期	T1a	N0	M0
Ⅰ B 期	T1b	N0	M0
Ⅰ C1 期	T1c1	N0	M0
Ⅰ C2 期	T1c2	N0	M0
Ⅰ C3 期	T1c3	N0	M0
Ⅱ期	T2	N0	M0
Ⅱ A 期	T2a	N0	M0
Ⅱ B 期	T2b	N0	M0
Ⅲ A1（i）期	T1-2	N1a	M0
Ⅲ A1（ii）期	T1-2	N1b	M0
Ⅲ A2 期	T3a	N0/N1	M0
Ⅲ B 期	T3b	N0/N1	M0
Ⅲ C 期	T3c	N0/N1	M0
Ⅳ期	T に関係なく	N に関係なく	M1
Ⅳ A 期	T に関係なく	N に関係なく	M1a
Ⅳ B 期	T に関係なく	N に関係なく	M1b

参考文献

1) Prat J ; FIGO Committee on Gynecologic Oncology. Staging classification for cancer of the ovary, fallopian tube, and peritoneum. Int J Gynaecol Obstet 2014 ; 124 : 1-5
2) 卵巣癌・卵管癌・腹膜癌手術進行期分類の改訂および外陰癌，腟癌，子宮肉腫，子宮腺肉腫手術進行期分類の採用について．日産婦誌 2014 ; 66 : 2736-2741
3) UICC. TNM Classification of Malignant Tumours, 8th edition. 8th ed TNM and Ovary, Fallopian tube and primary peritoneal carcinoma FIGO 2014
4) UICC 日本委員会 TNM 委員会 訳．TNM 悪性腫瘍の分類 第 8 版 日本語版．金原出版，東京，2017, 178-181
5) International Collaboration on Cancer Reporting. Ovary, Fallopian Tube and Primary Peritoneal Carcinomas
https://www.iccr-cancer.org/datasets/published-datasets/female-reproductive/ovaryft-pp/
6) 日本産科婦人科学会・日本病理学会 編．卵巣腫瘍・卵管癌・腹膜癌取扱い規約 病理編 第 2 版．金原出版，東京，2022

リンパ節の部位と名称

　従来の卵巣腫瘍取扱い規約におけるリンパ節の名称に関しては1991年日本癌治療学会リンパ節合同委員会ならびに子宮頸癌取扱い規約に基づき命名してきた。2002年に日本癌治療学会リンパ節規約が改訂された[1]ことを受け，本規約ではこれを勘案してリンパ節の部位と名称を以下のように定めることとする。卵管癌・腹膜癌においても同一の名称を用いる。

①傍大動脈リンパ節（腹部大動脈周囲リンパ節）　para-aortic nodes
　腹部大動脈および下大静脈に沿うもの。
　①-1　高位傍大動脈リンパ節：
　　下腸間膜動脈根部より頭側で，横隔膜脚部までの大動脈周囲にあるリンパ節。この領域の下大静脈周辺のリンパ節も含む。
　①-2　低位傍大動脈リンパ節：
　　下腸間膜動脈根部から大動脈分岐部の高さまでの大動脈および下大静脈周辺のリンパ節を指し，下腸間膜動脈根部の高さに接するリンパ節も含まれる。
　【補足1】　大動脈左側から下大静脈右側までのリンパ節を便宜上傍大動脈リンパ節とよぶが，細区分が必要な場合には，大動脈前面から左側にかけてのリンパ節を傍大動脈リンパ節，大動脈と下大静脈の間に存在するリンパ節を大動静脈間リンパ節，下大静脈前面から右側にかけてのリンパ節を下大静脈周囲リンパ節と記載する。
　【補足2】　卵巣・卵管・腹膜癌のFIGO 2014分類では傍大動脈リンパ節は腹部の大動脈・下大静脈周囲のリンパ節と規定され，左腎静脈より頭側のリンパ節も含まれるようになった。子宮頸癌および子宮体癌取扱い規約にあわせて下腸間膜動脈根部より尾側を「低位傍大動脈リンパ節」とし，下腸間膜動脈根部より頭側で，横隔膜脚部までを「高位傍大動脈リンパ節」として分類することとした。

②総腸骨リンパ節　common iliac nodes
　総腸骨動静脈に沿うリンパ節。浅外側総腸骨リンパ節，深外側総腸骨リンパ節，内側総腸骨リンパ節に細区分される。

③外腸骨リンパ節　external iliac nodes
　外腸骨血管分岐部より足方で，外腸骨血管の外側あるいは動静脈間にあるもの。

④鼠径上リンパ節　suprainguinal nodes（大腿上リンパ節　suprafemoral nodes）
　外腸骨血管が鼠径靭帯下に入る直前にあるもの。
　血管の外側にあって，外腸骨リンパ節に連絡し，深腸骨回旋静脈よりも末梢にあるもの

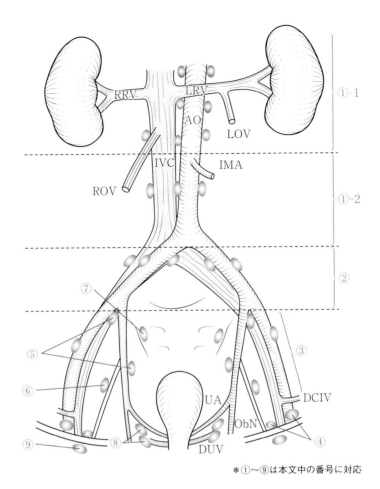

*①〜⑨は本文中の番号に対応

卵巣腫瘍・卵管癌・腹膜癌治療に関係するリンパ節の名称と解剖学的指標

AO　：腹部大動脈（abdominal aorta）
IVC　：下大静脈（inferior vena cava）
IMA　：下腸間膜動脈（inferior mesenteric artery）
DCIV　：深腸骨回旋静脈（deep circumflex iliac vein）
ObN　：閉鎖神経（obturator nerve）
UA　：子宮動脈（uterine artery）
DUV　：深子宮静脈（deep uterine vein）
ROV　：右卵巣静脈（right ovarian vein）
LOV　：左卵巣静脈（left ovarian vein）
RRV　：右腎静脈（right renal vein）
LRV　：左腎静脈（left renal vein）

　を外鼠径上リンパ節といい，血管の内側にあり，閉鎖リンパ節に連絡するものを内鼠径上
リンパ節という。

⑤内腸骨リンパ節　internal iliac nodes
　　内腸骨血管と外腸骨血管とによって作られるいわゆる血管三角部および内腸骨動静脈に
沿うもの。

⑥閉鎖リンパ節　obturator nodes

外腸骨血管の背側で閉鎖孔および閉鎖神経，閉鎖動静脈周囲にあるもの。

⑦仙骨リンパ節　sacral nodes

内腸骨血管より内側で仙骨前面と Waldeyer 筋膜の間にあるもの。正中仙骨動静脈に沿うものを正中仙骨リンパ節，外側仙骨動静脈に沿うものを外側仙骨リンパ節という。

⑧基靱帯リンパ節　parametrial nodes

基靱帯およびその周辺に存在するもの。子宮傍組織リンパ節，尿管リンパ節などと称せられた表在性のもの（頸部傍組織リンパ節 paracervical nodes），および基靱帯基部近くに存在する深在性のものすべてを含める。

⑨鼠径リンパ節*　inguinal nodes

鼠径靱帯より足方にあるもの。

*領域外リンパ節である同リンパ節への転移を認めるものは遠隔転移と規定され，ⅣB 期となる。

参考文献

1）日本癌治療学会編：日本癌治療学会リンパ節規約．金原出版，東京，2002, 14-16

3 診 断

a. リスク因子・症状

[リスク因子]

　卵巣癌のリスクを上昇させる因子として未産，肥満，排卵誘発薬の使用，ホルモン補充療法などが報告されている。また婦人科疾患として骨盤内炎症性疾患，多嚢胞性卵巣症候群，子宮内膜症などがある。逆にリスクを低下させる因子として経口避妊薬の使用がある。遺伝性の卵巣癌もよく知られており，乳癌をはじめとする他臓器悪性腫瘍の治療歴，家系内の腫瘍既往歴についても注意を払う必要がある。

[症状]

　従来，卵巣癌と診断されていた症例の約半数が進行例として発見されており，無症状のうちに進行している場合が多い。初発症状としては，腹部腫瘤や腹部膨満感，これに伴う周囲臓器への圧迫症状，排便・排尿障害，腹痛，摂食困難，月経不順や不正性器出血などを主訴として受診することもある。卵巣腫瘍の種類による好発年齢を考慮することも重要である。腹膜癌も卵巣癌と同様に無症状のうちに進行している場合が多い。

　再発時の症状として最も頻度が高いのは癌性腹膜炎による腹部膨満であり，重症化すると腸閉塞症状を来す。その他に肺転移による呼吸困難，骨転移による疼痛などがあり，転移部位に対応した症状に注意を要する。

[進展様式]

　卵巣癌・卵管癌・腹膜癌は，婦人科悪性腫瘍のなかで最も致死率の高い疾患であり，その理由は，自覚症状に乏しく，腹腔内に広く進展した状態になってはじめて診断されることが多いためである。卵巣癌・卵管癌は腹腔内進展，後腹膜進展を来すことが多く，進展様式を理解した上での治療が望まれる。

　卵巣・卵管から近接臓器（子宮，膀胱，直腸，S状結腸）へ直接進展する一方，骨盤内の膀胱子宮窩腹膜やダグラス窩腹膜に播種を生じやすい。さらに，腹水貯留を来しやすく，腹水中に浮遊する腫瘍細胞は，呼吸運動や腸管運動によって腹腔内を循環し，大網，肝周囲の横隔膜，小腸間膜の漿膜面等に広く播種性転移を来す。さらに，腹膜癌を含めた腹膜病変は直接，腹膜や大網のリンパ管に浸潤して後腹膜リンパ節へ転移する。

　卵巣・卵管からのリンパ流は卵巣間膜で子宮からのリンパ流と合流してリンパ網を形成する。卵巣静脈に沿って腎下部で高位の傍大動脈リンパ節に流入するとともに，子宮に沿って骨盤リンパ節へ流入することで骨盤・傍大動脈の後腹膜リンパ節に転移する。

　他癌種のように血管に直接浸潤して血行性転移を来すことは少ないが，後腹膜リンパ節へ転移を来した後に左鎖骨下静脈や胸管を介して全身循環に入ると肺，肝，脳，骨に

転移し得る。

b. 内診・理学的所見等

［初診時］

　内診により付属器領域に腫瘤を触知すれば，腫瘤の大きさ，硬度をはじめ表面の性状，可動性の制限などを確認する。視診・触診にて腹部腫瘤の形状，腹水貯留の有無，鼠径リンパ節や鎖骨上窩リンパ節の腫大の有無についても確認する。付属器腫瘤が小さい場合には，内診で触知するのは困難である。

［術中の視診・触診］

　術中には，腫瘍をよく観察し，大きさ，硬度，表面の性状の他に癒着の有無，被膜破綻の有無を確認する。腹水貯留の有無も確認する。また横隔膜下から腸管を含めた腹腔内全体の観察により腫瘍性病変の有無を検索する。後腹膜リンパ節腫大の有無を触診で確認する。

［再発時］

　再発腫瘍を内診と理学的所見で早期発見するのは難しい。内診，直腸診ではダグラス窩周囲の再発腫瘍を触診できることがある。鼠径リンパ節や鎖骨上窩リンパ節の腫大の有無についても確認する。

c. 血液生化学的検査（腫瘍マーカーなど）

［初診時］

　進行例では，貧血，肝機能障害，BUN，クレアチニンの上昇を認めることがある。腫瘍マーカーとしては，上皮性腫瘍の中で漿液性癌では CA125 が，粘液性癌では CA19-9，CEA が上昇していることが多い。胚細胞腫瘍のうち，卵黄嚢腫瘍では AFP が高値を示すことが特徴的であるが，未熟奇形腫や胎児性癌でも上昇がみられる。絨毛癌では hCG が上昇する。未分化胚細胞腫では，LDH がしばしば上昇する。扁平上皮の悪性化（扁平上皮癌）を伴う成熟奇形腫では，SCC が上昇することがある。性索間質性腫瘍では，エストロゲンやアンドロゲン産生が認められることがある。卵管癌・腹膜癌では CA125 が腫瘍マーカーとなることがある。

［再発時］

　再発の早期発見のため腫瘍マーカーを用いることについては，CA125 が最も検討されており定期的な CA125 の測定が推奨されている。しかし，CA125 上昇のみに基づく早期からの治療介入は生存率上昇には関与しないとの報告もある。

d. 画像診断

卵巣，卵管腫瘍の良悪性診断に画像診断の果たす役割は極めて大きい。超音波断層法，

特に経腟超音波断層法の普及により付属器腫瘤が数多く発見されるようになった。さらにCTやMRIの普及と装置の改良により腫瘤の性状診断や病勢診断の精度が著しく向上した。また，経過観察時の再発の早期診断にも画像診断が多く用いられる。これら種々の機器を有効に利用する必要がある。

[超音波断層法]

• **経腟法**

　最も簡便に行える検査であり，腫瘤の有無のスクリーニングに有用である。付属器腫瘤を認める際には，囊胞性か充実性か，両者が混在しているかを見る。囊胞性の場合は単房性・多房性の別や，壁の肥厚の有無を観察する。混在している場合は囊胞内の結節の有無と，結節の均質性，壁の不整などを確認する。漿液性，粘液性，血性など囊胞内の液体の性状により輝度が異なる。壁の肥厚や不整な結節などが悪性を疑う所見であり，CTやMRIなどの精密検査の対象とする。また，腹水の有無，ダグラス窩や膀胱子宮窩の播種結節の有無を確認する。また，対側の卵巣の所見も観察する。カラードプラやパワードプラで腫瘤内の血流の評価やresistance index（RI）を測定し，RIが低い場合に悪性を疑うとされるが，確定的ではない。

• **経腹法**

　小さな付属器腫瘤は観察が困難であるが，手拳大以上の腫瘤の場合には経腟法より有用である。卵巣外の病変，腹腔内播種や腹水，肝臓など実質臓器内の腫瘤の有無，水腎症の有無などを確認する。

[CT]

　ヘリカルCTの導入，さらにマルチスライスCTの導入で，より短時間で被曝量を低減した状態で3D画面なども撮影できるようになった。単純撮影では腫瘤の質的診断は困難であり，腎機能等に問題がなければ通常は造影検査を行う。腫瘍のサイズは勿論であるが，腫瘍壁や結節の造影の有無から良悪性の判断を行う。悪性が疑われる場合は腹腔内の播種，胸・腹水，後腹膜リンパ節腫大，遠隔臓器転移巣の観察などが進行期の推定に有用である。外科的腫瘍切除が困難な場合の組織採取にCTガイド下生検が行われる。また，初回手術後の残存腫瘍径の測定，化学療法の効果判定にも用いられる。

　初回治療後の再発の診断にもCTが汎用される。撮影の時期は再発リスクによって異なるが，手術後12カ月以内には撮影することが推奨される。しかしながら，X線を用いる検査のため，不必要な頻回の撮影は避けるべきであり，妊娠の可能性がある女性には行えない。また，深部静脈血栓症，肺血栓塞栓症の診断には有効な方法であり，術前術後に発症が疑われた場合は下肢まで含めた撮影を行う。

[MRI]

　一回の撮像範囲は限られるが放射線被曝なしに撮影が可能であり，T1・T2強調，ダ

イナミック造影，脂肪抑制など撮像条件を変えることで，CT より優れた腫瘍の質的診断が可能である。近年は造影 MRI に加え，拡散強調画像により apparent diffusion coefficient（ADC）値を用いる（ADC 値が低いと悪性腫瘍を疑う）ことも良悪性の推定に有用とされ，原発巣の良悪性の診断精度は FDG-PET に優る。撮影部位が限定されるため，一般の再発の診断には向かないが，脊椎転移などの正確な局在の診断，脳転移の診断などには有用である。

[核医学検査]

　FDG-PET は 2010 年以降，早期胃がんを除くすべての悪性腫瘍に保険適用となった。ただし，他の画像診断により病期診断，転移・再発の診断が確定できない場合に限られる。リンパ節転移，遠隔臓器転移，骨転移などの診断に優れている。再発の診断にも他の画像診断と組み合わせて用いられ，腫瘍マーカーが上昇するも他の画像診断で病巣が検出できない場合や，再発巣と確定できない場合に有用とされる。ただし，径 5 mm 程度の病巣や嚢胞性の転移巣の検出力は落ちる。脳や腸管，腎臓，膀胱などの生理的集積を来す臓器以外にも排卵時の卵巣，月経時の子宮内膜，一部の子宮筋腫などにも集積が見られることに注意する。

　他に RI を用いた検査として，骨シンチグラフィーは造骨反応を示す骨転移の診断に依然として有用である。ただし，炎症による偽陽性や溶骨型の骨転移例での偽陰性もあるため注意が必要である。

[その他の画像診断]

● 消化管内視鏡，注腸造影

　悪性腫瘍が疑われる場合，下部消化管のスクリーニングや腫瘍の大腸粘膜浸潤の有無を確認する目的で，術前に下部消化管内視鏡検査が行われることがある。進行期分類（日産婦 2014，FIGO 2014）では消化管の部位に関係なく粘膜浸潤があればⅣB 期とされる。注腸造影では腸管の伸展性がわかるため，腫瘍と腸管の癒着や漿膜浸潤の有無が推定できる場合もある。消化管由来の転移性腫瘍が疑われる場合は，原発巣の検索目的に行う。

● 尿路の画像診断

　悪性腫瘍が疑われる場合，膀胱粘膜への浸潤の有無を確認するために膀胱鏡検査が行われることがある。巨大腫瘍や播種を伴っている場合，腎盂尿管の造影検査を行い尿管の走行や尿の排泄遅延の有無を確認しておく。

e. 腹腔鏡

　初発時または再発時の腹腔内観察，腹水採取および病巣の組織採取を目的とした腹腔鏡検査は，治療方針を決定するのに有用なことがある。

f. 病理診断

(1) 細胞診

[術前]

① 腹水が貯留している場合には腹壁穿刺，ダグラス窩穿刺などにより得られた液状検体中に含まれる腫瘍細胞により，組織型，悪性度の推定が可能となることがある。

② 液状検体からセルブロックを作製し免疫組織化学を行うことが可能である。

③ 腟・子宮頸部細胞診，子宮内膜細胞診で卵巣癌・卵管癌・腹膜癌に由来する腫瘍細胞が認められることがある。すなわち，子宮内膜の組織診で異常がない場合でも子宮内膜細胞診で腫瘍細胞が検出されることがある。細胞の出現様式，画像所見などを勘案することによって卵巣癌・卵管癌・腹膜癌が疑われることもある。

④ 閉経後2年以上の女性の腟細胞診で maturation index（MI）の右方移動（エストロゲン効果）が著明な場合，エストロゲン産生性卵巣腫瘍を疑う。エストロゲン産生性卵巣腫瘍の多くは顆粒膜細胞腫であるが，それ以外の卵巣腫瘍がエストロゲンを産生することもある（機能性間質を有する卵巣腫瘍）。

[術中]

腹腔内各部位の擦過細胞診，腹水細胞診あるいは腹腔洗浄細胞診により腫瘍細胞の有無を確認する。腫瘍細胞の有無が術式決定に必要な場合には，術中迅速細胞診を行う（**(3) 術中迅速診断**を参照のこと）。

[再発・再燃]

鎖骨上窩リンパ節や鼠径リンパ節への転移・再発が疑われる場合は穿刺吸引細胞診が行われる。

(2) 組織診

[術前]

子宮頸部あるいは内膜の組織診によって卵巣癌の転移・浸潤が認められることがある。腫瘍のエストロゲン産生（機能性間質を有する卵巣腫瘍を含む）によって，子宮内膜増殖症や子宮内膜癌が発生することがある。外科的腫瘍切除が困難な場合，骨盤内腫瘍のCTガイド下生検や腫大した表在リンパ節の生検が行われる。

[術後]

適切な診断のためには，婦人科医と病理医，あるいは放射線科医の間で臨床情報が共有されていることが不可欠である。加えて，切除・摘出検体の適切な処置，肉眼所見の詳細な観察，標本作製のための検体採取（サンプリング）が極めて重要である。

病理診断報告書に記載される内容として，組織型，組織学的異型度，進行期が重要である。その他にも診療，研究を目的として様々な事項が記載される。具体的な報告事項は個々の施設で決定してよいが，近年，国際的には診療に必要な情報を項目別に記載する様式（概要病理報告 synoptic pathology reporting）が用いられるようになっている。その一例として，College of American Pathologists（CAP）ならびに ICCR のガイドラインを参考とした病理診断報告様式（例）を以下に記す。

(1) 臨床病歴

　　遺伝性乳癌卵巣癌（*BRCA1/2* 変異）　　Lynch 症候群　　その他

(2) 術前化学療法施行の有無　　なし　　あり

(3) 手術術式　　卵巣摘出　　卵管・卵巣摘出　　卵巣部分切除　　子宮全摘出　　大網切除

　　　　　　　　腹膜生検　　その他（　　　　　　）

(4) 検体　　卵巣　　卵管　　子宮体部　　子宮頸部　　大網　　腹膜　　その他（　　　　　）

(5) 腫瘍の主座　　右卵巣　　左卵巣　　右卵管　　左卵管　　腹膜　　大網

　　　　　　　　　確定困難（　　　　　　）

(6) 原発巣*　　右卵巣　　左卵巣　　右卵管　　左卵管

　　　　　　　　右卵管・卵巣*　　左卵管・卵巣*　　腹膜*　　確定困難　　その他（　　　　　）

(7) 腫瘍径（高異型度漿液性癌の場合は，原発巣と卵巣それぞれの径）

(8) 卵巣　　被膜破綻の有無　　なし　　あり

(9) 被膜外への腫瘍の露出の有無　　なし　　あり

(10) 組織型

(11) 組織学的異型度（Grade）

(12) 浸潤様式（粘液性癌の場合）　　癒合／圧排性　　侵入性

(13) 脈管侵襲の有無　　なし　　あり

(14) 腫瘍の組織学的広がり

　　　卵巣　　卵管　　子宮　　腹膜　　大網　　後腹膜リンパ節　　その他（　　　　　　）

　　　漿液性／漿液粘液性境界悪性腫瘍で腹膜病変がある場合（インプラント，低異型度癌）

(15) 漿液性卵管上皮内癌（STIC）

　　　SEE-FIM**法に準じた卵管采の検索あり　：　STIC　　なし，あり（左，右，両側）

　　　SEE-FIM**法に準じた卵管采の検索なし

(16) 腹水・腹腔洗浄細胞診　　陰性　　陽性

(17) リンパ節転移

　　　（なし　あり　：　陽性リンパ節総数／検索リンパ節総数，部位別陽性リンパ節個数；

　　　　ありの場合　径 10 mm をこえる／10 mm 以下のリンパ節転移の部位と数　　　　　）

(18) 治療効果（術前化学療法を施行した場合）　　optional

(19) 補助的診断法の併用の有無と種類　　なし　　あり

　　　　　　　　　　　　　　　　　　　免疫組織化学　　遺伝子検索

　　　　　　　　　　　　　　　　　　　その他（　　　　　　）

(20) 進行期 pTNM（UICC 8th）

(21) 合併病変　　子宮内膜症性嚢胞　　その他（　　　　　　）

*高異型度漿液性癌の原発巣の詳細は **1 頁**を参照のこと。

SEE-FIM：sectioning and extensively examining the fimbriated end（20 頁 図 2**）

(3) 術中迅速診断

　必要に応じて術中迅速診断（細胞診，組織診）を行う。その適応は，（1）診断結果によって手術術式が変わる場合，（2）目的とする病変が採取されているかの判定が必要な場合，である。単にすぐに組織型を知りたいという興味本位で濫用することは厳に慎まなければならない。適応については術前に十分吟味し，術者，病理医双方ともその限界を理解した上で実施する。具体的に，組織診が行われるのは，腫瘍の良悪性や組織型の診断，対側卵巣への転移の有無，リンパ節転移の有無，腹膜播種やインプラントの有無などの診断が必要な場合である。

① 術中迅速組織診を行う場合，原則として卵巣腫瘍全体を提出し，病理医が肉眼所見の詳細な観察と標本採取を行う。術者は，病理医に迅速診断の目的とともに，臨床情報，術中所見を十分に伝える必要がある。

② 細胞診では，上皮性腫瘍細胞の由来が悪性腫瘍か境界悪性腫瘍かの判別が困難であるため，いずれも陽性（positive）と判定する。

③ 診断結果は，病理医が可及的速やかに執刀医に報告する。

④ 凍結標本での正診率は組織型により異なる。同一腫瘍内でも部位による組織学的多彩性があり，術中迅速組織診で過小評価されることがある。特に，粘液性癌，低異型度漿液性癌，類内膜癌は境界悪性腫瘍が併存することがある。

⑤ 最終診断は術後に腫瘍全体の十分な検索によって行う。

4 術中・術後検体の処理

a. 腹水（腹腔洗浄液）の採取

　腹水細胞診に必要な腹水量は，検体中に含まれる細胞量に左右されるため，腹水採取時には以下の点に注意する。

　①腹水を採取する前に，撹拌するなどして腹腔に沈んでいる細胞を浮遊させてから採取する。

　②適切な量の腹水を提出する。

　腹水は注射器やピペットを使用して回収し，抗凝固薬入りの容器に入れ十分に混和を行いフィブリンの析出や凝固を防止する。検体は，採取後速やかに標本作製を行うが，やむを得ない場合には，検体を冷蔵保存する。

　腹腔観察時に腹水を認めない場合には，生理食塩水で腹腔内を洗浄し，洗浄液を回収する。通常は抗凝固薬を要さない。また，腫瘍が術中破綻した場合には，同様に腹腔洗浄細胞診を考慮する。

　手術時以外の腹水採取は腹壁穿刺ないしダグラス窩穿刺で行われる。

b. 診断補助的細胞診

　腫瘍組織の細胞診は，術中迅速組織診の補助診断として有用なことがある。ただし，良悪性や組織型の確定に関して，組織診にとってかわる方法ではない。採取方法には以下がある。

1. 捺印

　腫瘍割面を直接スライドガラスに密着させ捺印する。腫瘍が小さい場合は攝子などで組織を摘み捺印する。

2. 擦過

　線維成分の多い腫瘍では，腫瘍割面をブラシなどで擦過しスライドガラスに塗抹する。

3. 穿刺・吸引

　転移が疑われるリンパ節などは，CTや超音波ガイド下に穿刺・吸引して細胞を採取する。切除が困難な症例での進行期決定に役立つ場合がある。

c. 術中迅速組織診の検体提出法

　原則として卵巣腫瘍全体を提出し，病理医が肉眼所見の詳細な観察と標本作製のための検体採取（サンプリング）を行う。術者が特定部位の検索を望む場合は，インクや縫合糸

で印をつけ，その旨病理医に伝える（診断申込書に記載する）。検体は固定液や生理食塩水に浸漬せず，乾燥を防ぐべく，わずかに湿らせたガーゼなどで覆い提出する。術者は，検体提出時に，臨床情報と検索の目的を記載した病理組織診断申込書を添える。必要な情報は，患者氏名，ID，年齢，既往歴，家族歴，他臓器がんの既往，検体の部位（右卵巣，左卵管など），手術所見，血中ホルモン値，腫瘍マーカーなどである。

d. 術後摘出検体の取扱い

　摘出検体は計測・スケッチ・写真などの記録を済ませ，速やかに固定する。切除・摘出後30分以内に固定することが困難な場合は，4℃に保存して3時間以内に固定することが望ましい。固定が不良な検体は形態診断や免疫組織化学的検索に支障を来すことがある。適切な固定は，将来的に遺伝子検査が必要になった場合にも重要である。検体は入割し，大きさに余裕のある広口容器に入れ，検体全体が浸かる十分量の固定液に浸漬する。固定液は，10%中性緩衝ホルマリン液が推奨される。腫瘍形成病変，子宮，腸管は入割後，コルク板などに張り付けて固定液に浸漬する。検体容器には，患者氏名，ID，臓器名を明記する。

　検体と病理組織診断申込書（必要記載事項は術中迅速時と同様）は同時に提出する。

　高異型度漿液性癌が推定される症例では，両側の卵管をSEE-FIM法で（ないしそれに準じた方法で少なくとも卵管采を全割して）検索をすることが望ましい（図2）。

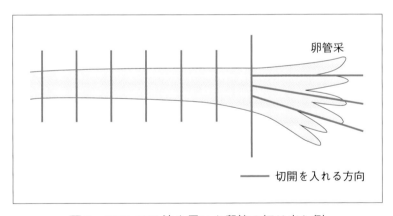

図2　SEE-FIM法を用いた卵管の切り出し例

5 治療

　悪性卵巣腫瘍の治療法は，手術療法を基本とした集学的治療であり，主に化学療法が併用される。手術療法および化学療法の選択は，進行期，組織型，組織学的異型度など予後を左右する因子と，年齢，合併症，挙児希望など臨床的事項を総合的に判断して行われる。

a. 上皮性腫瘍

1. 手術療法（表1）

　初回治療における手術の目的は，腫瘍の組織型と進展度を診断し（surgical staging），原発ならびに転移巣を可及的に摘出することにある（maximum debulking surgery）。

1）進行期決定開腹手術（staging laparotomy）/ 一次的腫瘍減量手術（primary debulking surgery；PDS）

　初回手術においては両側付属器摘出術＋子宮全摘出術＋大網切除術に加え，進行期の確定に必要な手技〔腹水細胞診 / 腹腔洗浄細胞診，腹腔内各所の生検，骨盤・傍大動脈リンパ節郭清（生検）など〕を含む staging laparotomy を行う。リンパ節の郭清（生検）範囲は骨盤リンパ節と傍大動脈リンパ節である（**2 リンパ節の部位と名称** 参照）。腹腔内播種や転移病巣を有する場合には，肉眼的残存がない状態を目指した primary debulking surgery（PDS）を考慮する。初回手術が不完全に終了し，十分なステージングや腫瘍減量手術が行われなかった場合には，再開腹による適切なステージングや腫瘍減量手術を行うことが望ましい。境界悪性腫瘍においては，両側付属器摘出術＋子宮

表1　悪性卵巣腫瘍の術式

進行期決定開腹手術 staging laparotomy	両側付属器摘出術＋子宮全摘出術＋大網切除術に加え，進行期の確定に必要な手技〔腹水細胞診 / 腹腔洗浄細胞診，腹腔内各所の生検，骨盤・傍大動脈リンパ節郭清(生検)など〕を含む手術
試験開腹術 exploratory laparotomy	原発腫瘍の摘出が困難で生検と最小限の進行期確認にとどめる手術
腫瘍減量手術 debulking surgery	可及的に最大限の腫瘍減量を行う手術
一次的腫瘍減量手術 primary debulking surgery（PDS）	初回治療として可及的に最大限の腫瘍減量を行う手術
インターバル腫瘍減量手術 interval debulking surgery（IDS）	初回化学療法中に可及的に最大限の腫瘍減量を行う手術
二次的腫瘍減量手術 secondary debulking surgery（SDS）	再発腫瘍に対して可及的に最大限の腫瘍減量を行う手術（初回化学療法終了後に認められる残存腫瘍に対する手術も含む）

全摘出術＋大網切除術に加えて腹水細胞診／腹腔洗浄細胞診＋腹腔内各所の生検を行う。系統的リンパ節検索の省略は可能であるが，腫大リンパ節を認めた場合には生検を行う。

▶注1　debulking と cytoreductive は同義語として扱われ，cytoreductive surgery，primary cytoreductive surgery（PCS），secondary cytoreductive surgery（SCS）の用語が用いられることもある。

▶注2　手術完遂度：肉眼的に腫瘍が完全摘出された場合（complete surgery）と，残存腫瘍径が1 cm 未満の場合（optimal surgery）および残存腫瘍径が1 cm 以上の場合（suboptimal surgery）では予後が異なるとされる。

2）試験開腹術（exploratory laparotomy），診査腹腔鏡

Primary debulking surgery（PDS）が困難な症例に対し，化学療法の効果を期待して，生検による組織型の確定と最小限の進行期の確認を目的に行う術式である。開腹または腹腔鏡で行われる。このような症例に対しては化学療法開始後の interval debulking（cytoreductive）surgery（IDS，ICS）が選択肢となる。

3）インターバル腫瘍減量手術（interval debulking surgery；IDS）

初回手術が試験開腹術であった場合，もしくは PDS を施行するも suboptimal surgery にとどまった場合には，初回化学療法中に計画的な減量手術（IDS）を行うことがある。また PDS で optimal surgery が不可能と予想される症例や，全身状態や合併症などにより PDS が十分行えない症例にも化学療法先行後の腫瘍縮小手術〔neoadjuvant chemotherapy（NAC）-IDS〕は選択肢となる。IDS を行う場合には，完全切除を目指す。

4）妊孕性温存手術

患者本人が挙児を強く望み，かつ患者および家族が疾患について深く理解した上，十分なインフォームド・コンセントが得られた場合に考慮される。妊孕性温存における基本的な術式は，患側付属器摘出術＋大網切除術＋腹水細胞診／腹腔洗浄細胞診である。Staging laparotomy で行われる手技として，対側卵巣の生検，骨盤・傍大動脈リンパ節の生検（郭清），腹腔内各所の生検などが挙げられる。術中迅速診断による病理学的診断確定が困難な場合には，妊孕能が温存される術式にとどめて一旦手術を終了し，永久標本を確認した上で，再開腹による staging laparotomy もしくは debulking surgery の適応について検討する。

2．化学療法

卵巣癌には進行例が多く，早期癌でもしばしば再発する。その一方で，化学療法が奏効する腫瘍であることから，多くの症例が化学療法の対象となる。

1）分類（表2）

a）初回化学療法（first-line chemotherapy）

卵巣癌初回化学療法の key drug はタキサン製剤とプラチナ製剤である。現在の標準

的初回化学療法はタキサン製剤とプラチナ製剤の併用療法で，代表的なものとしてパクリタキセル（T）とカルボプラチン（C）の併用療法（TC療法）がある。分子標的治療薬として血管新生阻害薬を併用することもある。

投与経路は静脈内投与が主流だが，腹腔内投与との組み合わせもある。進行卵巣癌症例においては腹腔内化学療法（intraperitoneal chemotherapy）の有用性に向けた臨床試験が行われている。明細胞癌や粘液性癌では，標準療法による奏効率が低く，新たな治療法が模索されている。境界悪性腫瘍に対する化学療法の有用性は証明されていない。

b）術前化学療法（neoadjuvant chemotherapy；NAC）

初回手術に先立って，または試験開腹術後に根治手術完遂率の向上などを目的として行う化学療法であり，通常，初回手術（PDS）でoptimal surgeryが不可能と予測される症例や，全身状態や合併症などによりPDSが十分に行えない症例に対して行われる。薬剤や投与法の選択は，初回化学療法に準じて行われる。

c）維持療法（maintenance therapy）

初回手術と化学療法で奏効が得られた後に長期生存を目的として行う薬物療法である。殺細胞性抗腫瘍薬を用いた維持化学療法の有用性は証明されておらず，奨められない。PARP阻害薬や血管新生阻害薬などの分子標的治療薬による維持療法が有効である。

d）二次化学療法（second-line chemotherapy）

再発時や初回化学療法に抵抗を示した場合に行う化学療法である。前回化学療法終了後から再発治療開始までの期間（platinum free interval；PFI）と再発癌に対する化学療法の奏効率は相関することが知られている。PFIが6カ月以上の再発ではプラチナ製剤感受性，6カ月未満の再発症例ではプラチナ製剤抵抗性と判断される。プラチナ製剤感受性癌に対してはプラチナ製剤を含む併用療法を選択し，プラチナ製剤抵抗性癌に対しては通常，毒性を考慮して単剤による治療が選択される。再発癌に対しては化学療法が主たる治療となるが，現時点では多くの場合，治癒につながらない。

2）副作用

有害事象共通用語規準（Common Terminology Criteria for Adverse Events；CTCAE）に基づき評価する。

表2　悪性卵巣腫瘍の化学療法の分類

初回化学療法 first-line chemotherapy	治療成績の向上を目的として行う初回化学療法
術前化学療法 neoadjuvant chemotherapy（NAC）	初回手術に先立って，または試験開腹後に根治手術完遂率の向上などを目的として行う化学療法
維持療法 maintenance therapy	初回手術と化学療法で奏効が得られた後に長期生存を目的として行う薬物療法
二次化学療法 second-line chemotherapy （salvage chemotherapy）	再発時や初回化学療法に抵抗を示した場合に行う化学療法

参照：有害事象共通用語規準 v5.0 日本語訳 JCOG 版（JCOG ホームページ http://www.jcog.jp）

3）治療効果判定

固形がんの治療効果判定のためのガイドライン（Response Evaluation Criteria In Solid Tumors: RECIST guideline）により判定する。

参照：固形がんの治療効果判定のための新ガイドライン（RECIST ガイドライン）－改訂版 version 1.1 － 日本語訳 JCOG 版 ver.1.1（JCOG ホームページ http://www.jcog.jp）

3．放射線療法

悪性細胞の広がる可能性のある腹腔全体を治療するためには，照射域に消化管，肝臓，腎臓を含むため，十分な線量を照射できないなどの制約がある。このことから，主に再発時の症状緩和を目的として局所に対する照射が，患者の病態に応じて個別に行われる。脳転移に対する放射線療法は，通常分割照射に加えて定位照射の有効性も報告されている。

付．卵管癌・腹膜癌の治療

高異型度漿液性癌（high-grade serous carcinoma；HGSC）の主たる由来は卵管采と判断されるに至った。"進行卵巣癌"の治療の大部分は HGSC を対象に開発されてきた経緯から，卵管癌および腹膜癌の治療は卵巣癌と区別しない。すなわち，初回治療は，最大限の腫瘍減量手術ならびにタキサン製剤とプラチナ製剤による化学療法や分子標的治療薬を組み合わせた集学的治療である。適切な外科療法なしで治療された場合の予後は極めて不良であり，化学療法のみによる根治は不可能と考えるべきである。

b．胚細胞腫瘍

1．手術療法

胚細胞腫瘍は 10～20 代の若年層に好発し，95％程度が片側性であるといった特徴を有する。化学療法への感受性も高く，妊孕性温存手術が考慮される。

妊孕性温存が必要な症例では，患側付属器摘出術＋大網切除術＋腹水細胞診／腹腔洗浄細胞診を行い，腹腔内各所を注意深く観察する。術後の癒着や卵巣機能不全は不妊症を惹起しかねないため，肉眼的に異常がなければ不必要な対側卵巣の生検は避ける。Ⅲ・Ⅳ期であっても妊孕性温存を要する場合や QOL 維持を優先する場合には子宮および対側卵巣温存の適応となる。妊孕性温存の如何にかかわらず，術中迅速病理検査が基本的には必要であるが，その診断精度には限界があるため，過剰手術にならないように再手術の可能性も含めて術前に十分なインフォームド・コンセントを得る必要がある。

妊孕性温存の必要がない場合には上皮性悪性腫瘍の取扱いに準じるが，進行例では進展が速いことから速やかな化学療法開始が必要であり，系統的リンパ節郭清や泌尿器あるいは消化器の臓器切除といった侵襲の大きな手術の施行には注意を要する。

2．化学療法

　胚細胞腫瘍に対する化学療法は強く推奨される。ただし，ⅠA 期の未分化胚細胞腫とⅠ期かつ Grade 1 の未熟奇形腫は厳重な経過観察を行い，再発した場合に化学療法を行うという方針でも良好な予後が期待できる。

1）初回化学療法

　胚細胞腫瘍の標準化学療法は，ブレオマイシン＋エトポシド＋シスプラチンの 3 剤併用療法（BEP 療法）であり，良好な治療成績を保つためには，薬剤の種類と投与量およびスケジュールを厳守することが肝要である。投与サイクルを考慮する上では，ブレオマイシンの肺毒性とエトポシドによる二次がんが重要である。

2）二次化学療法

　再発例の化学療法は，症例数の多い精巣腫瘍を参考にして行われており，シスプラチンにイホスファミド，エトポシド，ビンブラスチン，パクリタキセルなどを併用した 3 剤併用療法などが考慮される。

3．放射線療法

　未分化胚細胞腫は放射線感受性の高い腫瘍であるが，急性／晩期障害が問題となることや，妊孕性の温存が不可能であることなどから，現在の照射対象は，化学療法が困難な症例の根治照射や化学療法抵抗性の再発症例への姑息照射に限定されている。

C．性索間質性腫瘍

1．手術療法

　性索間質性腫瘍の 8〜9 割はⅠ期で 95％が片側性腫瘍とされる。一方で，5 年生存率はⅠ・Ⅱ期症例の予後は良好であるものの，Ⅲ・Ⅳ期症例では 6 割程度と良好とは言えず，初回手術では上皮性悪性腫瘍と同様の正確な surgical staging を行う。リンパ節郭清（生検）は省略可能であるが，術前診断ないしは術中迅速診断においても卵巣癌との鑑別が困難な症例では，リンパ節郭清・生検を含んだ staging laparotomy が考慮される。また，エストロゲン産生腫瘍では，子宮内膜増殖症や子宮内膜癌の合併に留意が必要である。

　妊孕性温存が必要な症例において，ⅠA 期であれば子宮および対側卵巣の温存は可能であり，病変の存在を疑わない場合の対側卵巣生検は不要とされる。ⅠC 期以上の場合，再発例が増加するとの報告があるため，対側卵巣の温存には慎重な対応が必要である。

2．化学療法

　性索間質性腫瘍に対する化学療法は第Ⅲ相臨床試験が施行されていないため，治療的意義は証明されていない。したがって，具体的なレジメンの推奨も困難であるが，進行・再発例を対象としたシスプラチンを含む多剤併用療法についての 2 つの第Ⅱ相臨床試験にお

いて，比較的高い奏効率が示されていることから，本腫瘍に対するプラチナ製剤を含む化学療法は有効と考えられている。後方視的研究ではあるが，タキサン製剤とプラチナ製剤の併用療法の有効性も報告されている。

日本産科婦人科学会
婦人科腫瘍委員会への登録の実際

登録の意義と登録項目の骨子

　日本産科婦人科学会婦人科腫瘍委員会では，わが国における卵巣腫瘍の治療の現況とその治療成績を把握し，各治療機関における治療成績の相互認識，さらには国際的評価を可能にすることによって，卵巣腫瘍治療成績の向上を図ることを目的として，加盟各機関で治療した卵巣腫瘍症例の登録を行っている。

　日本産科婦人科学会は1952年に子宮癌委員会を設置し，頸癌症例の登録とその治療成績の集計を，その後1983年からは体癌の登録集計を開始した。一方，卵巣腫瘍は1960年に卵巣腫瘍委員会が設立された後，1973年には卵巣腫瘍登録委員会が設置され，毎年症例検討会が開催された。これらの専門委員会は1990年に発展的な改組に伴い婦人科腫瘍委員会が設置され，これらの事業を引き継いでいる。

　婦人科腫瘍委員会への症例登録は1988年よりフロッピーディスクにより実施されるようになった。2004年からはインターネットを利用したオンライン登録が開始されている。

　委員会は各機関別および全機関統括の集計を行い，その結果を「婦人科腫瘍委員会報告－卵巣・卵管・腹膜腫瘍患者年報－」として日本産科婦人科学会雑誌に毎年掲載する。

　またその予後に関しては，治療後3年および5年の時点で機関ごとに予後調査を行い，委員会ではその報告に基づき治療成績を集計・算出し，これを日本産科婦人科学会雑誌に「婦人科腫瘍委員会報告－卵巣・卵管・腹膜腫瘍治療成績－」として掲載している。

　今後さらなる進行期分類や組織分類の改訂があった場合には，適宜修正更新されるため，日本産科婦人科学会婦人科腫瘍委員会ホームページ（http://plaza.umin.ac.jp/~jsog-go/）を参考にされたい。

2 登録・報告の原則

　各治療機関は 1 月 1 日から 12 月 31 日の間に治療した症例を，翌年 6 月 30 日までに 1 例ごとに「卵巣腫瘍・卵管癌・腹膜癌登録実施要項」に従って，インターネットを利用したオンライン登録を行うことにより委員会へ報告する。

(1) 卵巣，卵管，腹膜原発の悪性腫瘍または境界悪性腫瘍で，組織学的に確認されたものを報告する。また，画像診断で卵巣，卵管，腹膜原発の悪性腫瘍または境界悪性腫瘍が強く疑われ，かつ細胞診にて卵巣，卵管，腹膜由来の悪性または境界悪性を推定した場合も登録を行う。治療開始日は腫瘍に対する治療を開始した年月日とする。

(2) 卵巣・卵管・腹膜と子宮内膜などに同時に癌が認められ，原発部位を決定できない場合は，それぞれに登録する。

(3) 術前治療例は，手術以外の治療がなされたのちに手術療法を施行し，卵巣・卵管・腹膜悪性腫瘍または境界悪性腫瘍と組織学的に診断された場合に報告する。

(4) 試験開腹のみ行い，それ以後に治療を行わなかった症例，剖検にてはじめて卵巣・卵管・腹膜悪性腫瘍または境界悪性腫瘍と診断された症例，先行治療が他施設の場合は報告から除外する。

3 治療成績の算出法

　治療成績は治療による障害など多面的に検討する必要があるが，基本的なものは治療後の生存率である。これは主に5年生存率で評価されるが，全症例および進行期分類ごとの生存率で示すことが多い。

　2001年登録症例からそれまでの最小生存率*を改め，Kaplan-Meier法により生存曲線を作成し生存率を計算しており，2002年登録症例より卵巣腫瘍についても治療成績が解析され，日本産科婦人科学会雑誌に掲載されている。治療成績の解析の際には，データの信頼性の観点から，登録症例数に対して80％以上の予後報告がなされた施設のデータのみを用いている。また，2008年登録症例からは，データの品質管理を目的として，予後情報に関してデータセンターより各施設へ疑義照会を行っている。

　Kaplan-Meier法は全症例を観察期間の短いものから長いものに順に並べ替え，イベント（死亡，打切り，最終確認日）ごとに生存率を計算する（生存例や打切り例では，生存確認時点や打切り時点では生存率を計算しない）。したがって，各死亡時点で生存率を計算することとなる。観察期間が同じ症例がある場合は，死亡例の順位を打切り例よりも先に計算するのが慣例である。

*最小生存率：直接法とは観察開始時点から一定の年限を経過した症例について生存者数を観察対象者数で割った値である。この場合，消息不明例の取扱いによって3種類の生存率が計算される。すなわち，消息不明例をすべて死亡とみなして計算する最小生存率，すべて生存とみなして計算する最大生存率，消息不明例を対象から除外して計算する推定（概算）生存率の3種類である。　　　　　　　　　　　（日本癌治療学会・癌規約総論，金原出版，1991より抜粋）

4 登録実施要項

　日本産科婦人科学会婦人科腫瘍委員会では，本邦における卵巣腫瘍・卵管癌・腹膜癌の治療の現状と治療成績を把握し，各治療施設における治療成績の相互認識，さらには国際的評価を可能にすることにより治療成績の向上を図ることを目的として，症例の登録を行っている。

これまでの既刊の序

卵巣腫瘍取扱い規約
第1版　序

　1990年7月，日本産科婦人科学会（日産婦学会）と日本病理学会により，卵巣腫瘍取扱い規約―第1部 組織分類ならびにカラーアトラス―が刊行された。この新しい組織分類は従来の日産婦学会の卵巣腫瘍登録委員会分類とも変換が可能で，かつWHO分類とも対応し，国際的にも通用するものである。

　第1部刊行後，日産婦学会の専門委員会も改組され，卵巣腫瘍登録委員会は発展的に解散しその業務は婦人科腫瘍委員会（山邊 徹委員長）に引き継がれた。ただちに同委員会内に「卵巣腫瘍取扱い規約に関する小委員会」が設置され（平成2年4月）不肖私がそのまとめ役を仰せつかった。以来委員各位の絶大なるご協力とご尽力により鋭意準備をすすめてきたが，このたび卵巣腫瘍取扱い規約 第2部が完成した。ここに改めて小委員会委員各位の努力に対して，深い敬意を表する次第である。

　第2部には，臨床上特に重要な進行期の決定，リンパ節の名称，診断法，治療法の概略，そして登録の実際が記されている。本取扱い規約は教科書ではなく，診療上の言葉などの取り決めをまとめたものであるが，これとて日進月歩の医学に対応し，適宜改訂していく必要があると思われる。しかし，今回の第2部の上梓により，卵巣腫瘍取扱い規約の両輪がまわり出すことになる。全国規模での登録も学会の業務としては大変重要なことであり，その点に関する検討もすすめられているが，稀少な卵巣腫瘍については志を同じくするものが協力して，症例を集積していくことがきわめて大切である。さらには本書をもって従来難解とされてきた卵巣腫瘍に対する理解が少しでも深まり，やがてはそれが治療成績向上につながることを切に望む次第である。

　平成4年3月

卵巣腫瘍取扱い規約に関する小委員会
委員長　寺島　芳輝

卵巣腫瘍取扱い規約
第 1 版委員会

日本産科婦人科学会婦人科腫瘍委員会

委員長　　山邊　徹

卵巣腫瘍取扱い規約に関する小委員会

委員長　　寺島芳輝

委　員　　泉　陸一　　落合和徳　　関谷宗英　　園田隆彦　　西村治夫　　野澤志朗
　　　　　薬師寺道明

（50 音順）

卵巣腫瘍取扱い規約
第2版　序

　卵巣腫瘍取扱い規約―第1部：組織分類ならびにカラーアトラス―は日本産科婦人科学会と日本病理学会より1990年に刊行された。さらに臨床上特に重要な進行期の決定，リンパ節の名称，診断法，治療法の概略，そして登録の実際について記した第2部が日本産科婦人科学会，婦人科腫瘍委員会の"卵巣腫瘍取扱い規約に関する小委員会"のもとで1992年に刊行された。

　これら卵巣腫瘍取扱い規約―第1部ならびに第2部―が病理診断，臨床的取扱いの諸問題の指針としてこれまで各方面で貢献してきたことは周知のところである。しかしこれらの卵巣腫瘍取扱い規約の中で，第1部は全く改訂の必要がないが，第2部に登録の実際の項で改訂の必要性が生じてきた。すなわち卵巣腫瘍の治療成績の向上を目的に，平成5年度より，日本産科婦人科学会，婦人科腫瘍委員会では卵巣腫瘍の登録を全国的に実施するために"卵巣腫瘍登録に関する小委員会"を設置して試験登録等を行い検討し，新たな登録法が決定された。その後，平成7年度からの婦人科腫瘍委員会では，実際の卵巣腫瘍登録に参加する施設を公募して登録を実施していくため"卵巣腫瘍登録実施に関する小委員会"を設置して，ここに全国規模の登録を開始した。この登録方法等について登録参加希望施設には送付しているが，全国規模の登録の実際について一般に理解して戴くため，ただちに第2部の部分的改訂が必要と考えられた。そこで化学療法等に近く改訂を要する必要性があるような状況にあるが，今回の改訂では登録の実際の項にとどめた。

　これまで卵巣腫瘍取扱い規約―第1部，第2部―により統一された病理診断基準，臨床的取扱いにもとづき卵巣腫瘍は診断や治療がされてきた。そしてこの度さらに，これらの症例が全国的に登録されることになる。今後登録された症例の解析結果を報告していくが，これらの結果がやがて我が国の卵巣腫瘍の治療成績向上につながることを切に願う次第である。

　1997年3月

婦人科腫瘍委員会
委員長　工藤　隆一

卵巣腫瘍取扱い規約
改訂第 2 版委員会

日本産科婦人科学会婦人科腫瘍委員会

委員長（平成 5, 6 年度）　杉森　甫

委員長（平成 7, 8 年度）　工藤隆一

卵巣腫瘍登録に関する小委員会（平成 5, 6 年度）

委員長　　泉　陸一

委　　員　　岩坂　剛　　落合和徳　　関谷宗英　　滝沢　憲　　寺川直樹　　中島久良
　　　　　　西村治夫　　野澤志朗　　薬師寺道明

卵巣腫瘍登録実施に関する小委員会（平成 7, 8 年度）

委員長　　荷見勝彦

委　　員　　植木　実　　近江和夫　　落合和徳　　蔵本博行　　西村治夫　　野澤志朗
　　　　　　藤井信吾　　薬師寺道明

（50 音順）

卵巣腫瘍・卵管癌・腹膜癌取扱い規約
第 1 版　序

　FIGO staging system は，発生に関する新たな知見，共通する主な組織型，さらに臨床的管理の類似性より，「卵巣癌，卵管癌，原発性腹膜癌」を包括した手術的・病理学的な進行期分類に改訂された（2014）。日本産科婦人科学会婦人科腫瘍委員会では速やかに翻訳作業を行い，日本産科婦人科学会の理事会で承認を得た。日本産科婦人科学会としては 2015 年治療開始症例から，本書に基づく「卵巣腫瘍，卵管癌，原発腹膜癌」の取扱いを導入する。原則的に組織型により適切な予後のパラメーターとなるように自由度をもった改訂が行われており，ステージングと同時に原発部位と組織型の記載も必要となる。一方，FIGO 新分類（2014）には UICC TNM 分類第 7 版は対応していないことに留意いただきたい。対応する TNM 分類は第 8 版として 2017 年より適応される予定である（本書に参考として掲載）。本書を参照して，原発臓器診断，病理診断に基づく正しい進行期決定とその報告に努めていただきたい。

　以下に改訂に至る背景についてその要約を記載した。FIGO staging system（1988 年）の改訂後，卵巣に発生する悪性腫瘍は均一な疾患というよりは，異なる形態と生物学的態度をもつ疾患の集合体であることが認識され，その約 90％が癌腫で，病理組織学的，免疫組織化学的，分子生物学的に，少なくとも 5 つの型に区分される。日本では高異型度漿液性癌（high-grade serous carcinoma；HGSC, 37％），次いで明細胞癌（clear cell carcinoma；CCC, 25％），類内膜癌（endometrioid carcinoma, 18％），粘液性癌（mucinous carcinoma, 11％）であり，欧米に比して HGSC が少なく，CCC が多い（2012 年日本産科婦人科学会婦人科腫瘍委員会報告）。これらの腫瘍タイプは光学顕微鏡での診断で再現性があり，分子生物学的特徴，進展様式，化学療法への奏効，予後の違いを示す。さらに，悪性卵巣腫瘍には胚細胞腫瘍（3～5％），性索間質性腫瘍（1～2％）も含まれる。腺癌の発生母地となる外分泌腺が存在しない卵巣での腺癌の発生に関して，WHO は表層上皮（腹膜中皮）の化生による二次的ミューラー氏管システム（secondary Müllerian system）に基づく common epithelial tumor の概念を提唱してきた。2001 年以来，*BRCA* 遺伝子変異を有する患者でのリスク低減卵管卵巣摘出術により，転移能を有する高異型度漿液性卵管上皮内癌（high-grade serous tubal intraepithelial carcinoma；STIC）が卵管，特に卵管采に発生することが報告された。過去 10 年間で蓄積された STIC の存在に端を発し，HGSC は卵巣ではなくて卵管由来であるという 1 つの新たな知見が広く周知された。一方，類内膜癌や明細胞癌の多くは卵巣の子宮内膜症から発生すると考えられており，HGSC とは異なる。上記の新知見を加味して WHO は 11 年ぶりに卵巣腫瘍分類を改訂した。

2015 年 7 月

　　　　日本産科婦人科学会婦人科腫瘍委員会（2012～2014 年度）　　　委員長　青木　大輔
　　　　卵巣腫瘍取扱い規約改訂小委員会　　　　　　　　　　　　　　委員長　杉山　徹
　　　　日本病理学会卵巣腫瘍取扱い規約改訂病理系委員会　　　　　　委員長　安田　政実

卵巣腫瘍・卵管癌・腹膜癌取扱い規約

第1版委員会

日本産科婦人科学会婦人科腫瘍委員会

委員長　　　青木大輔

副委員長　　片渕秀隆

委　　員　　加藤秀則　　齋藤俊章　　鈴木　直　　蜂須賀徹

本邦における卵巣腫瘍の登録のあり方検討小委員会

委員長　　　杉山　徹

委　　員　　岡本愛光　　紀川純三　　齋藤　豪　　長谷川清志

卵巣腫瘍取扱い規約改訂小委員会

委員長　　　杉山　徹

婦人科系委員　青木大輔　　牛嶋公生　　岡本愛光　　加未恒壽　　片渕秀隆　　紀川純三
　　　　　　小林裕明　　小林　浩　　齋藤　豪　　齋藤俊章　　田代浩徳　　蜂須賀徹
　　　　　　馬場　長　　深澤一雄　　万代昌紀　　三上幹男　　八重樫伸生　　山上　亘

病理系委員　清川貴子　　笹島ゆう子　　津田　均　　福永眞治　　三上芳喜　　安田政実

実務委員　　小島淳美

（50音順）

索 引

あ

悪性卵巣腫瘍の化学療法の分類
　　　　23
悪性卵巣腫瘍の術式　21
アンドロゲン　13

い

維持療法　23
一次的腫瘍減量手術　21
インターバル腫瘍減量手術　22

え

エストロゲン　13
エストロゲン産生性卵巣腫瘍
　　　　16
エトポシド　25

お

オンライン登録　28, 29

か

外腸骨リンパ節　9
化学療法　22
核医学検査　15
画像診断　13
下部消化管内視鏡検査　15
カラードプラ　14
顆粒膜細胞腫　16
カルボプラチン　23
患者年報　28

き

基靱帯リンパ節　11

け

血液生化学的検査　13
血管新生阻害薬　23
検体採取　16, 19
原発巣　1

こ

高異型度漿液性癌　24
高異型度漿液性癌の原発巣　1
後腹膜進展　12

骨

骨シンチグラフィー　15
骨盤リンパ節　12
固定液　20

さ

最小生存率　30
再発　13, 25
再発時の症状　12
細胞診　16
残存腫瘍径　22
サンプリング　16, 19

し

子宮全摘出術　21
子宮内膜癌　25
子宮内膜漿液性癌　1
子宮内膜増殖症　25
試験開腹　29
試験開腹術　22
視診・触診　13
シスプラチンを含む多剤併用療
　　法　25
絨毛癌　13
手術完遂度　22
手術療法　21
術前化学療法　23
術中迅速診断　18
腫瘍マーカー　13
漿液性癌　13
漿液性卵管上皮内癌　1, 5
症状　12
上皮性腫瘍　21
初回化学療法　22
所属リンパ節　2, 6
初発症状　12
進行期決定開腹手術　21
進行期分類（日産婦2014, FIGO
　　2014）　4
診査腹腔鏡　22
診断補助的細胞診　19
進展様式　12
深部静脈血栓症　14

せ

性索間質性腫瘍　13, 25

成

成熟奇形腫　13
生存率　30
仙骨リンパ節　11
穿刺吸引細胞診　16

そ

造影検査　14
総腸骨リンパ節　9
鼠径上リンパ節　9
鼠径リンパ節　11
組織診　16

た

胎児性癌　13
大網切除術　21

ち

注腸造影　15
超音波断層法　14
腸閉塞　12
治療効果判定　24
治療成績　28
治療成績の算出法　30

て

摘出検体　20

な

内診　13
内腸骨リンパ節　10

に

二次化学療法　23
二次がん　25
日本産科婦人科学会婦人科腫瘍
　　委員会　28
妊孕性温存　22, 24, 25

ね

粘液性癌　13

は

肺血栓塞栓症　14
胚細胞腫瘍　13, 24
肺毒性　25

パクリタキセル　*23*
播種性転移　*12*
パワードプラ　*14*

ひ

病理診断　*16*
病理診断報告書　*16*

ふ

腹腔鏡検査　*15*
腹腔洗浄細胞診　*19, 21*
腹腔内化学療法　*23*
腹腔内進展　*12*
腹水採取　*19*
腹水細胞診　*19, 21*
腹膜癌　*13, 24*
プラチナ製剤感受性癌　*23*
プラチナ製剤抵抗性癌　*23*
ブレオマイシン　*25*
分子標的治療薬　*23*

へ

閉鎖リンパ節　*11*

ほ

膀胱鏡検査　*15*
放射線療法　*24*
傍大動脈リンパ節　*9, 12*

み

未熟奇形腫　*6, 13, 25*
未分化胚細胞腫　*13, 25*

ゆ

有害事象　*23*

ら

卵黄嚢腫瘍　*13*
卵管　*1*
卵管癌　*13, 24*
卵管癌ⅠA期　*1, 5*
卵管采　*20, 24*

り

理学的所見　*13*

リスク因子　*12*
領域リンパ節　*2, 6*
両側付属器摘出術　*21*
リンパ節の部位と名称　*9*

A

ADC値　*15*
AFP　*13*

B

BEP療法　*25*

C

CA19-9　*13*
CA125　*13*
CEA　*13*
complete surgery　*22*
CT　*14*
CTCAE　*23*
CTガイド下生検　*14, 16*

E

exploratory laparotomy　*22*

F

FDG-PET　*15*
first-line chemotherapy　*22*

H

hCG　*13*
HGSC　*1, 24*

I

ICCR　*5*
IDS　*22*

K

Kaplan-Meier法　*30*
key drug　*22*

L

LDH　*13*

M

maintenance therapy　*23*

maximum debulking surgery　*21*
MRI　*14*

N

NAC　*23*
NAC-IDS　*22*

O

optimal surgery　*22*

P

PARP阻害薬　*23*
PDS　*21*
PFI　*23*
pTNM分類　*8*

R

RECISTガイドライン　*24*
RI　*14*

S

SCC　*13*
second-line chemotherapy　*23*
SEE-FIM　*1, 20*
staging laparotomy　*21*
STIC　*1, 5*
suboptimal surgery　*22*
surgical staging　*21*

T

TC療法　*23*
TNM分類（UICC第8版）　*6*

卵巣腫瘍・卵管癌・腹膜癌取扱い規約 臨床編
第 1 版補訂版

2015 年 8 月 10 日　第 1 版（臨床編）発行
2023 年 9 月 20 日　第 1 版補訂版（臨床編）第 1 刷発行

編　集　公益社団法人　日本産科婦人科学会
　　　　一般社団法人　日本病理学会

発行者　福村　直樹
発行所　金原出版株式会社
　　　　〒 113-0034 東京都文京区湯島 2-31-14
　　　　電話　編集 (03) 3811-7162
　　　　　　　営業 (03) 3811-7184
　　　　FAX　　(03) 3813-0288
　　　　振替口座　00120-4-151494
　　　　http://www.kanehara-shuppan.co.jp/

Ⓒ 日本産科婦人科学会・日本病理学会.
2015, 2023

検印省略

Printed in Japan

ISBN 978-4-307-30154-1

印刷・製本／横山印刷

WEB アンケートにご協力ください

読者アンケート（所要時間約 3 分）にご協力いただいた方の中から
抽選で毎月 10 名の方に図書カード 1,000 円分を贈呈いたします。
アンケート回答はこちらから ➡
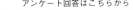
https://forms.gle/U6Pa7JzJGfrvaDof8